conserver la couverture

ÉTUDE

SUR L'EMPLOI

DES SONDES A DEMEURE

DANS LES RÉTENTIONS D'URINE

ET SUR QUELQUES CAS PARTICULIERS DE CATHÉTÉRISME

PAR M. LÉON HENRIET,

ANCIEN INTERNE DES HOPITAUX
MEMBRE DE LA SOCIÉTÉ ANATOMIQUE.

PARIS
IMPRIMERIE DE VICTOR GOUPY
RUE GARANCIÈRE, 5

1876

AFFECTIONS DES VOIES URINAIRES

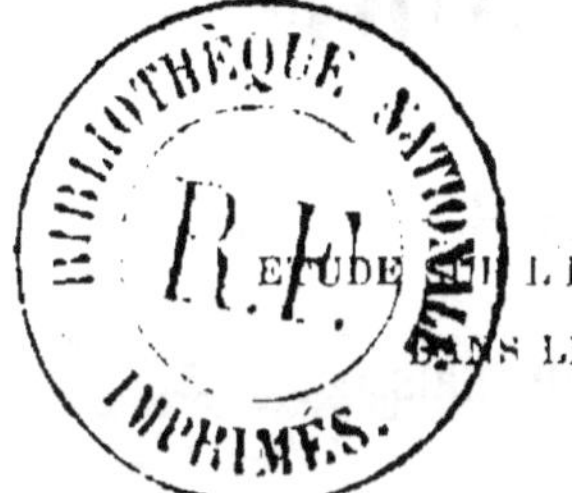

ÉTUDE SUR L'EMPLOI DES SONDES A DEMEURE DANS LES RÉTENTIONS D'URINE.

Il n'est peut-être point de maladies chirurgicales où le choix du moment et du mode d'intervention ait plus d'importance que dans les affections des voies urinaires. Tout ce qu'on a écrit, dans ces derniers temps, sur la fièvre uréthrale, sur les cystites et néphrites consécutives au cathétérisme, sur l'urémie et l'infiltration d'urine, sur tous ces accidents formidables qui peuvent éclater à la suite de la moindre irritation des muqueuses uréthrale et vésicale, est de nature à donner aux plus habiles opérateurs, sinon de la timidité, au moins une circonspection bien légitime. Aussi, dans le traitement des maladies des voies urinaires, les indications et les contre-indications prennent-elles une part de plus en plus importante. Il ne suffit pas de savoir faire brillamment une taille ou de saisir habilement une pierre dans le mors d'un lithotriteur ; il importe surtout de juger sainement dans quel cas et à quel moment il faut appliquer l'une ou l'autre méthode. Et depuis que l'on sait que le passage, en apparence inoffensif, d'un instrument dans l'urèthre peut déterminer des accidents quelquefois mortels, il semble qu'on ait le droit d'exiger du chirurgien, au moins autant de sagacité dans l'intervention, que d'habileté dans la manœuvre.

Les méthodes les plus variées, dans la thérapeutique des voies urinaires, ont été tour à tour préconisées et proscrites : chacun sait combien est riche l'arsenal de cette branche de la chirurgie. Et il faut bien le dire, si telle méthode, si tel instrument sont tombés en discrédit, la faute en a été souvent bien plus à l'opérateur qu'à la méthode ou à l'instrument lui-même.

Il en est ainsi, par exemple, de l'emploi des sondes à demeure. Leur usage, préconisé par Dupuytren, Boyer, J.-L. Petit, qui, sans doute, en savaient régler les conditions, est actuellement redouté et presque banni par beaucoup de praticiens. On leur a reproché une foule d'accidents qu'un emploi mieux dirigé ou plus opportun eût peut-être fait éviter ; et l'on douterait moins aujourd'hui de leur efficacité réelle dans certains cas, si leur application avait toujours été astreinte à des limites et à des règles précises.

Tous les auteurs qui ont écrit sur les affections des voies urinaires citent des exemples nombreux de lésions graves, quelquefois mortelles, produites par l'usage des sondes à demeure. Mercier fait un tel tableau de ces complications, que les sondes en permanence sembleraient devoir être proscrites à jamais. C'est ainsi que, sur neuf observations qu'il rapporte de perforations spontanées de la vessie, sept fois on avait eu recours à l'usage de sondes à demeure, et six fois il y avait simultanément ulcération de l'urèthre sur une large étendue. De pareils faits étaient de nature à effrayer bien des praticiens ; aussi n'est-ce qu'à la dernière extrémité que la plupart ont recours à ce mode de traitement. Il ne faut pourtant pas s'exagérer les dangers de cette méthode : si on étudiait mieux dans leurs détails les faits qui la compromettent, on reconnaitrait bien vite qu'elle n'est pas toujours responsable des accidents qu'on lui a imputés. Civiale, dont l'autorité en pareille matière ne saurait être contestée, prétend avec raison que les revers si souvent signalés, sont dus principalement à une application défectueuse ou inopportune ; et dans plusieurs circonstances, il dit avoir tiré les meilleurs effets de l'emploi des sondes en permanence.

Dans le courant de l'année 1875, à l'hôpital Necker, nous avons eu l'occasion de voir appliqué plusieurs fois ce mode de traitement, et nous nous proposons, par les observations qui suivent, de montrer qu'il en est de l'usage des sondes à demeure comme de tous les autres modes d'intervention dans les affections urinaires ; et que leur danger ou leur vertu dépend le plus souvent du chirurgien qui les emploie.

Observation I.— Le nommé Demarquet, agé de 69 ans, entre le 9 janvier 1875, à la salle Saint-Vincent, dans le service de M. Guyon. Ce vieillard a éprouvé, il y a huit ans seulement, les premiers troubles du côté des voies urinaires ; il pissait alors souvent, était obligé de se relever la nuit. Depuis deux ans, il perd constamment ses urines ; en même temps, son état général a subi une atteinte notable ; il a maigri, ses forces ont diminué, l'appétit est presque nul, les digestions sont laborieuses. A différentes reprises, et surtout il y a quelques mois, il a présenté de ce côté quelques symptômes plus sérieux encore, tels que vomissements, diarrhée, soif ardente, et accidents fébriles. Cette aggravation a d'ailleurs été passagère, et actuellement il se plaint surtout de son incontinence.

Un premier examen permet de constater que le canal de l'urèthre n'est pas rétréci : la prostate présente, à gauche surtout, un certain degré d'hypertrophie, en rapport avec l'âge du malade.

La vessie est très-distendue malgré cette urination continuelle, et il s'écoule par la sonde environ deux litres d'urines assez claires et faiblement alcalines. Aucun symptome du côté des reins.

Il s'agissait en définitive de cette forme d'incontinence

qui accompagne souvent la rétention d'urine. Ce malade ne vidait pas sa vessie : il pissait seulement par regorgement, tandis que l'urine s'accumulait constamment dans son réservoir paralysé. Civiale a bien décrit cette maladie, sous le titre de *stagnation d'urines* (tome III, des maladies des organes génito-urinaires).

Dans les cas de ce genre, il semble naturellement indiqué de favoriser la déplétion de l'appareil urinaire, soit par des cathétérismes répétés, soit par l'usage des sondes à demeure. On préfère généralement le cathétérisme, surtout s'il n'offre pas de difficultés sérieuses, et si l'état du rein n'est pas menaçant. Cependant cette pratique, même dans ces conditions, expose souvent à de graves mécomptes. La vessie est continuellement vidée, de sorte que le cathétérisme n'a pour résultat que d'aspirer pour ainsi dire, à travers les reins, une quantité d'urine toujours renouvelée. Alors l'appareil rénal se fatigue et s'altère, par suite de ce travail non discontinu qu'on lui impose ; et le malade, alors même qu'il a échappé à tous les dangers ordinaires du cathétérisme répété, ne tarde pas à succomber aux complications plus graves de la néphrite. Ce sont là, il faut bien le dire, les cas les plus ingrats de la pratique des voies urinaires, car l'inaction est impossible, et l'intervention est dangereuse. Aussi est-ce avec la plus grande réserve qu'il faut entreprendre ces évacuations de vessies paralysées. Il est préférable, dans beaucoup de cas, de ne se résoudre au cathétérisme que le plus rarement possible, de manière à éviter seulement les distensions exagérées de l'organe, sans chercher jamais à le ramener d'une façon brusque à ses limites naturelles.

C'est dans cet esprit que M. Guyon entreprit le traitement de ce malade, avec la résolution de n'intervenir plus activement que lorsqu'il s'y verrait forcé. On prescrivit le repos, des toniques, et du 10 juin au 18, le cathétérisme évacuateur fut pratiqué seulement trois fois, avec une sonde béquille, en gomme élastique du numéro 17 de la filière Charrière. En même temps, dans la prévision de la marche consécutive de l'affection, on introduisait de temps à autre des bougies en gomme d'un numéro faible, 15 ou 16, afin d'habituer par avance l'urèthre aux cathétérismes répétés. Le 18 juin, il fut clair que le malade n'avait pas bénéficié de ce traitement ; les envies d'uriner étaient toujours aussi fréquentes, les urines étaient un peu sanguinolentes, l'état général présentait quelques symptômes défavorables, la température oscillait entre 38° et 39°. On se décida à laisser à demeure une sonde en caoutchouc, munie d'un fosset. Le lendemain même, il fallut enlever cette sonde, le malade n'avait pu la supporter..

Bientôt enfin, comme les symptômes continuaient à s'aggraver, M. Guyon, persuadé qu'il devenait indispensable de recourir au cathétérisme répété, ordonna que le malade fût sondé trois fois par jour. Cette prescription fut exécutée sans encombre, du 21 juin au 13 juillet. On se servait d'une sonde en caoutchouc, dont la mollesse semblait prémunir contre les dangers d'une lésion uréthrale, et dont le faible calibre intérieur mettait à l'abri des dangers non moins grands d'évacuations trop rapides. On avait soin en outre de pratiquer, à chaque cathétérisme, des lavages avec de l'eau tiède, et de ne jamais retirer la sonde sans laisser une petite quantité de ce liquide dans la vessie, afin d'éviter l'état de vacuité absolue de cet organe. J'insiste à dessein sur tous ces détails, parce que ce n'est qu'en les observant fidèlement qu'on peut espérer tirer quelque profit des cathétérismes répétés.

Durant cette période de trois semaines, l'état général du malade fut à peu près satisfaisant. Le 7 juillet, il se trouvait assez bien pour sortir en permission. Le 8, au matin, il se plaignit d'avoir éprouvé des frissons pendant la nuit, sa température était remontée à 38°8. Il accusait une douleur violente le long du cordon et dans le testicule droit. On reconnut à la palpation l'existence d'une épididymite assez intense.

Cette complication céda rapidement d'ailleurs à un traitement approprié, sans qu'il fût besoin, comme cela arrive souvent dans ces conditions, de cesser les cathétérismes répétés. Mais en même temps, ou plutôt à la suite de ce petit accident, le passage de la sonde qui se faisait auparavant avec une certaine facilité, malgré la mollesse de l'instrument, et la longueur du canal, commença à devenir pénible ; il fallait même employer sinon de la pression, du moins une certaine insistance, pour la faire pénétrer jusqu'à la vessie.

Enfin, le 12 juillet au soir, il fut absolument impossible de l'introduire ; elle se repliait, se tassait pour ainsi dire dans l'intérieur du canal, sans pénétrer au delà d'un certain point, et semblait s'arrêter dans le cul-de-sac bulbaire.

Une tentative avec une sonde en gomme fut également infructueuse. Il fallut employer une sonde métallique de moyenne courbure qui pénétra dans la vessie, non sans quelque difficulté, en longeant la paroi supérieure de l'urèthre. Durant toutes ces manœuvres, pas plus que dans les cathétérismes antérieurs, il ne s'écoula une seule goutte de sang. Il faut dire toutefois que le canal était devenu très-sensible, et que la région, où les instruments étaient arrêtés, semblait plus particulièrement douloureuse. Ajoutons enfin que l'urèthre était le siége d'un écoulement purulent assez abondant, qui avait paru coïncider avec l'apparition de l'épididymite.

Le lendemain matin, M. Guyon essaye lui-même de sonder le malade. Il emploie tour à tour la sonde en caoutchouc, avec et sans mandrin, des sondes en gomme, sans pouvoir réussir. Le cathéter métallique n'entre pas davantage. Il a recours à de fines bougies, sur lesquelles il puisse glisser ensuite une sonde à bouts coupés. Tous ces instruments s'arrêtent au même point, sous le pubis, et semblent se perdre dans une sorte de vaste cul-de-sac situé au niveau du bulbe. Cette poche est si large que la sonde métallique, à forte courbure peut y tourner à l'aise. Est-ce la cavité d'un vaste abcès développé et ouvert à ce niveau à la suite de l'inflammation récemment survenue à l'appareil génital ? Cette hypothèse était peu justifiée par la marche des faits. Est-ce une excavation creusée aux dépens du cul-de-sac bulbaire par l'emploi répété de la sonde molle, qui refoulait tous les jours par une sorte de protrusion incessante ces tissus lâches et extensibles ? Cette dernière supposition n'est pas invraisemblable. Dans cet urèthre allongé, dont la muqueuse présentait une flaccidité comparable à celle du cadavre, on comprend que la sonde en caoutchouc, par le fait même de sa mollesse, ne pouvait facilement se frayer un chemin. Elle devait s'arrêter à tous les replis, se tassait dans le canal en l'élargissant peu à peu, sans que l'opérateur ni le malade lui-même pussent en avoir conscience, jusqu'à ce que son élasticité triomphant de l'inertie du canal la fit pénétrer jusque dans la vessie. Quoi qu'il en soit, il est bon de rappeler, à ce sujet, que jamais une seule trace d'hémorrhagie n'avait pu faire supposer qu'à aucune séance une plaie de l'urèthre eût été produite. D'ailleurs ce cul-de-sac où l'on se perdait, n'offrait nullement la sensation que donne une fausse route dans laquelle on s'engage par une ouverture irrégulière et déchirée.

Dans l'après-midi, M. Guyon renouvelle inutilement pendant plus d'une demi-heure toutes ces tentatives. En désespoir de cause, contraint par une indication pressante, il pratique à l'hypogastre une ponction aspiratrice.

Les jours suivants, jusqu'au 21, c'est-à-dire pendant toute une semaine, la persistance de la même complication nécessita la même intervention. On fut même obligé, dans les derniers jours de répéter deux fois la ponction dans les vingt-quatre heures : l'urine se renouvelait avec une rapidité incroyable, et les évacuations quotidiennes donnaient plus de quatre litres de liquide. Je n'insisterai pas sur toutes les tentatives renouvelées autant de fois que la prudence le permettait, et qui restèrent toujours inutiles pour pénétrer dans la vessie par la voie naturelle. Ces différentes manœuvres ne fatiguaient que médiocrement le malade; dans les derniers jours seulement il se plaignait d'assez vives douleurs au bout de la verge, et l'urèthre commençait à saigner facilement.

La courbe thermométrique indiqua d'une manière significative les diverses péripéties de cette période. Dans les deux premiers jours de la complication, la fièvre s'était établie d'une façon continue, et le thermomètre marquait 38°8. Puis bientôt l'influence salutaire des ponctions évacuatrices se fit sentir par la chute de la température au-dessous de 38°. Enfin, dans les derniers jours, elle remonta à 40° et au-dessus, en même temps que les tentatives réitérées de cathétérisme fatiguaient l'urèthre et que les ponctions, même répétées deux fois par jour, devenaient insuffisantes.

Le 21 juillet seulement on réussit à introduire une fine bougie, sur laquelle on glissa une sonde à bouts coupés, qui fut fixée à demeure. Le lendemain même les heureux effets d'une déplétion continue et suffisante du réservoir urinaire se traduisaient par une chute rapide de la température à 38,1. Le 23, c'est-à-dire le surlendemain, elle descendait à 37,2, pour se maintenir dès lors au chiffre normal.

En même temps, l'état général commença à se relever sérieusement. Les fonctions digestives furent les plus lentes à se rétablir; le 2 août seulement le malade put manger avec appétit quelques aliments solides. Un fait intéressant doit être signalé: les urines, si abondantes durant la période des ponctions vésicales, avaient subitement diminué de quantité, dès l'application de la sonde à demeure. La polyurie reparut ensuite à mesure que l'état général s'améliora. Les urines, d'abord alcalines et sales, devinrent plus aqueuses, plus claires, légèrement acides. Elles ne renfermaient d'ailleurs ni sucre ni albumine, quoique la présence de ce corps eût été un instant soupçonnée à cause de l'apparition d'un certain degré de bouffissure de la face et d'infiltration des membres inférieurs.

Le 7 août on changea pour la première fois la sonde.

Elle était bien conservée : on se contentait de pratiquer tous les jours des injections d'eau tiède pour maintenir libre le calibre de la sonde et nettoyer la vessie.

Le 20 août, on supprime la sonde à demeure ; et le malade est de nouveau cathétérisé deux fois par jour.

Le 25 au soir, cette opération, pratiquée facilement les jours précédents, redevient subitement impossible. On est obligé de recourir une fois encore à la ponction aspiratrice, qui donne issue à dix-huit cents grammes d'urine. Le lendemain 26, après un quart d'heure de tâtonnement, la sonde béquille entre dans la vessie, et est laissée à demeure.

Malgré cette nouvelle complication, la convalescence s'accélère ; l'appétit revient et ramène les forces. Le malade demande sa sortie le 3 septembre, et est envoyé à Vincennes; toujours porteur d'une sonde à demeure.

Le mois tout entier se passa sans nouvel incident. La sonde fut changée seulement trois semaines après son introduction, lorsque le malade revint de Vincennes. Il passa ensuite chez lui une huitaine de jours, et rentra ensuite à l'hôpital, où il était plus facile de surveiller son état, et de préciser le moment où on pourrait le débarrasser de la sonde à demeure. Celle-ci d'ailleurs était admirablement tolérée; on aurait pu craindre le contraire, en se rappelant qu'au début il n'avait pas été possible de prolonger plus d'un jour chez ce malade un premier essai de ce mode de traitement.

Au bout d'une dizaine de jours, on reconnut que le cathétérisme était redevenu facile. On recommença à sonder le malade matin et soir, avec une sonde béquille. Enfin, on profita de son séjour à l'hôpital pour lui apprendre à se sonder lui-même. Il eut une certaine peine à en acquérir l'habitude, car il était apathique et présentait un certain degré d'affaiblissement sénile. Il y parvint néanmoins, et put sortir de l'hôpital.

Plus de deux mois se passèrent, pendant lesquels notre malade fut laissé à lui-même. Il se sondait deux ou trois fois par jour ; de temps en temps il revenait à l'hôpital pour changer sa sonde, de sorte qu'il était facile de suivre son observation.

Jusqu'à la fin de novembre, aucun fait nouveau n'est à signaler.

Le 27 novembre, le malade se présente le matin à

la consultation : Voilà, dit-il, trois jours qu'il ne peut plus vider sa vessie, et que la sonde introduite ne donne issue qu'à de la matière très-épaisse qui la bouche et empêche l'urine de couler. Il ne semble pas d'ailleurs souffrir beaucoup de cette rétention d'urines, de sorte que rien dans son état ne paraît inquiétant au premier abord.

Dans l'après-midi, à la contre-visite, je constate l'existence d'une rétention d'urines considérable. L'hypogastre est énormement distendu, quoique le malade n'éprouve qu'un certain degré d'oppression. Sa langue est sèche, sa peau brûlante, le thermomètre marque 40°. L'exploration de l'urèthre fait reconnaître, au niveau du bulbe, une énorme poche creusée aux dépens de la paroi inférieure du canal, dans laquelle on s'engage par un orifice déchiqueté et toujours béant. Une sonde béquille, introduite dans cette cavité, ramène une certaine quantité de pus crémeux. Il est impossible dans cette séance de pénétrer dans la vessie. Sans aucun doute la région bulbaire est le siége d'un véritable abcès, probablement déterminé par une fausse route dans ce cul-de-sac déjà si compromis ; et c'est dans cet abcès que le malade promenait sa sonde depuis trois jours, en croyant pénétrer dans la vessie. Comme l'indication était pressante, je me décidai à pratiquer immédiatement la ponction aspiratrice, d'autant plus rassuré sur ce mode d'intervention qu'il n'était pas nouveau pour ce malade.

Je retirai ainsi plus de deux litres d'urines ammoniacales, en me gardant bien de vider complétement la vessie. Il y avait trois jours que le malade n'avait rendu une seule goutte d'urine ; je connaissais, par expérience, la capacité de son réservoir, de sorte que j'évaluais à environ un litre la quantité d'urines que je laissais.

Le lendemain matin, en l'absence de M. Guyon, je fis de nouvelles tentatives de cathétérisme, et après une demi-heure d'essais infructueux, je réussis à introduire une sonde en gomme bicoudée. La manœuvre réussit de la façon suivante: sachant que l'obstacle principal siégeait en avant du bulbe, j'appliquai l'indicateur gauche sous le périnée, et pressai fortement le bec de la sonde contre la paroi supérieure du canal, de manière à l'y maintenir. Je pus ainsi éviter l'entrée de la fausse route ; dans le reste du trajet, je ne rencontrai pas de difficultés réelles, et après quelques tâtonnements, la sonde entra dans la vessie.

Le jour même, les accidents s'amendèrent, et la température si élevée le 28 au soir, était, le surlendemain, redevenue normale.

Le 30 au matin, on trouva la sonde hors de la vessie. Quelque soin qu'on eût pris à la fixer, elle avait été expulsée dans des efforts de toux. Une nouvelle séance de cathétérisme fut ainsi nécessitée, et elle ne fut pas moins laborieuse que la précédente,

M. Guyon ne put introduire la sonde dans la vessie qu'après de longues tentatives : il réussit grâce à un procédé sur lequel nous reviendrons plus loin.

Dès lors tout marcha régulièrement, sans aucune complication nouvelle. Depuis déjà plus de deux semaines le malade se lève toute la journée. Il porte sa sonde à demeure sans en être incommodé : On la renouvelle tous les dix jours environ. Le cathétérisme est de nouveau assez facile : mais les accidents survenus sont encore trop récents, et leur cause a été trop évidente, pour qu'on croie prudent de risquer contre les hasards d'un cathétérisme quotidien les avantages démontrés de la sonde à demeure.

Observation II. — L'observation II présente, avec la précédente, une certaine analogie.

Il s'agit encore d'un individu atteint d'hypertrophie de la prostate avec rétention d'urine et difficulté extrême du cathétérisme.

Ce malade, âgé de 53 ans, entra à la salle Saint-Vincent, lit numéro 12, le 13 novembre 1875.

Jusqu'à l'année dernière, il avait toujours bien uriné. A cette époque, il commença seulement à éprouver quelques symptômes : il était obligé de se relever plusieurs fois la nuit pour uriner, et la miction était toujours insuffisante.

Il y a environ trois mois, à la suite d'un excès de fatigue, il dormit toute une nuit sans se réveiller pour uriner, comme c'était son habitude : et le matin en se levant, quand il voulut lâcher de l'eau, il se trouva dans l'impossibilité complète de le faire. La vessie, paralysée par une distension excessive, n'était plus capable de chasser son contenu. Il sentait impérieusement le besoin de la miction, mais ne pouvait le satisfaire. Toutefois, après au moins deux heures d'essais inutiles, il finit par uriner. Averti par cet accident, il prit certaines précautions, évita tout excès, fit usage de bains de siége et de tisanes émollientes, et passa ainsi ces trois derniers mois, sans accident nouveau.

Le 12 novembre au soir, en rentrant de son travail, qui avait été ce jour-là, dit-il, plus fatigant que d'ordinaire, il est pris de nouveau d'une rétention d'urine subite. Comme il avait pissé une heure environ auparavant, il ne s'en inquiéta pas d'abord outre mesure, se coucha mais ne put dormir, et passa toute la nuit, tourmenté par des envies pressantes et des efforts inutiles. Le 13, au matin, il fit venir son médecin, qui essaya de le sonder. Celui-ci, après trois tentatives vaines de cathétérisme, faites avec une sonde d'argent, conseilla au malade de se rendre à l'hôpital Necker, où il arriva au moment même de la visite. Il raconta alors toute son histoire, et on constata l'état suivant : ventre ballonné et distendu par une tumeur mate et fluctuante qui remontait jusqu'à trois travers de doigt au-dessus de l'ombilic ; par le toucher rectal, on sent une prostate volumineuse ; la chemise du malade est tachée de sang, et celui-ci dit, en effet, qu'à la dernière tentative de cathétérisme il a saigné abondamment. Un explorateur en gomme, à bout olivaire, introduit dans l'urèthre, permet de reconnaître que le canal est libre dans la région pénienne, mais qu'au delà du bulbe il donne accès dans une longue fausse route creusée aux dépens de sa paroi inférieure. On essaye d'abord d'introduire une sonde béquille, mais elle s'engage constamment dans cette voie anormale, quelques efforts qu'on fasse pour en maintenir le bec contre la paroi supérieure, avec le doigt introduit dans le rectum. Des tentatives faites avec des bougies fines sont également infructueuses. Enfin, après une bonne demi-heure de tâtonnements, M. Guyon finit par introduire jusque dans la vessie une sonde bicoudée, dont les deux courbures, dirigées dans le même sens, permettent à la fois de passer plus facilement sous le pubis, et de suivre plus exactement la paroi supérieure du canal dans la portion fixe de l'urèthre. On laissa la sonde à demeure, munie d'un fausset que le malade devait retirer à volonté. Le 13, au matin, la température marquait 37,8; le 13 au soir, elle monta à 39 ; puis, les jours suivants, elle redescendit, pour s'y maintenir, au-dessous de 38, au chiffre normal.

Le séjour de la sonde était admirablement supporté ; c'est à peine si le malade accusait une certaine sensation de tension à la racine de la verge, l'écoulement uréthral s'établit comme c'est la règle, mais très-modéré. La sonde employée était, comme d'habitude, une sonde en gomme d'un numéro relativement faible, numéro 16 de la filière Charrière, et incapable, par conséquent, d'exercer une pression quelconque sur les parois de l'urèthre. Bien qu'elle ne semblât pas remplir complétement le calibre du canal, il n'en est pas moins vrai que l'urine ne coulait pas entre ses parois et celles de l'urèthre : cela eût-il été qu'on ne s'en fût d'ailleurs nullement inquiété.

Le 20 novembre, on retira la sonde et le malade fut laissé à lui-même. Il resta d'abord quelques heures sans uriner, puis la miction sembla se rétablir un peu ; il pissait peu à la fois, mais très-fréquemment, et ne pouvait le faire que debout ou assis, de sorte qu'il passa la plus grande partie de la nuit hors de son lit. Le lendemain 21, à la visite du matin, on constata qu'il avait de la fièvre, il était un peu agité, et quoiqu'il prétendît avoir uriné suffisamment, il fut facile de reconnaître, à l'examen de son ventre, qu'il ne vidait pas sa vessie. En conséquence, on replaça une sonde à demeure.

dans les mêmes conditions que la première fois. Le soir même, l'état général du malade était excellent. L'urine coulait bien, peu trouble, abondante, et à peine mêlée d'un peu de muco-pus.

Je dois dire que la préférence fut encore accordée à la sonde à demeure, d'abord parce que ce malade la supportait très-bien, ce que l'expérience avait démontré, et ensuite, parce qu'il fut constaté que le cathétérisme, quoique moins pénible, présentait encore une certaine difficulté.

Les jours suivants, l'observation du malade n'offre rien à signaler, sauf un petit accès de fievre, les 24 et 25, où la température monte à 38 dans la soirée. Le 29 novembre, on retire de nouveau la sonde, pour faire encore l'essai de la miction volontaire. Le malade est laissé deux jours sans sonde à demeure et sans cathétérisme. Il ne se plaint pas, est tranquille en apparence, urine assez souvent, et même rend librement une certaine quantité de liquide; mais cette urine est plus troublée; la température, le 29 au soir, monte à 37.8, atteint 38 le 30 au matin, et oscille entre 38 et 39 le jour suivant. Le ventre du malade est ballonné. Il présente toujours les mêmes symptômes d'une urination insuffisante.

Le 2 décembre, M. Guyon n'hésite pas à replacer une sonde à demeure. Le cathétérisme présenta, cette fois encore, certaines difficultés; il fallut tâtonner pour trouver et suivre la route prostatique; M. Guyon ne put même réussir qu'au moyen d'une certaine manœuvre dont il avait déjà reconnu les bons effets sur le malade de l'observation précédente.

Depuis lors, il n'a pu être encore question de changer ce mode de traitement. Quoique la fausse route soit guérie, le cathétérisme est toujours un peu difficile, et dès que le malade est privé de la sonde à demeure, les symptômes de la rétention d'urine reparaissent. D'ailleurs, l'accoutumance a été des plus remarquables; il ne souffre nullement du séjour de la sonde. Il est sorti le 9 décembre de l'hopital; il a repris ses occupations : depuis quinze jours qu'il a quitté la salle, il est revenu deux fois faire changer sa sonde, et ne s'est jamais plaint d'en ressentir aucune gêne.

OBSERVATION III.— Cette observation diffère un peu des précédentes. Il ne s'agit plus d'un malade chez qui le cathétérisme répété est rendu impossible ou dangereux par suite d'obstacles mécaniques; mais cette fois, l'évacuation intermittente de l'urine et le passage journalier d'une sonde à travers l'urèthre déterminent des accidents que le séjour de la sonde arrête au contraire.

Le nommé Baurin, âgé de 68 ans, entre le 11 novembre à la salle Saint-Vincent, lit numéro 10. C'est un vieillard dont la constitution paraît, depuis un certain temps, minée par une urination imparfaite. Le canal uréthral est libre, non rétréci, quoique un peu dur ; le col de la vessie et la région uréthrale correspondante sont assez douloureux au contact de l'explorateur. Le malade urine souvent, peu à la fois, et se plaint surtout de ces envies fréquentes qui l'empêchent de reposer la nuit, et constituent, pour lui, une sorte d'incontinence. Il n'a jamais pissé de sang ; ses urines sont chargées et fortement ammoniacales ; sa vessie est sensiblement distendue et se vide mal. Le toucher rectal, comme le cathétérisme, démontrent l'existence de l'hypertrophie sénile de la prostate, sans caractères particuliers. Mais cet obstacle, coïncidant avec l'atonie de la vessie, suffit pour déterminer la stagnation de l'urine. Lorsqu'on le sonde, à son arrivée à l'hôpital, on évacue environ un litre de liquide, quoiqu'il vienne de pisser il y a une demi-heure à peine. Comme l'indication de remédier à cette insuffisance d'urination est formelle, comme d'ailleurs l'état des reins ne présente aucune complication apparente, M. Guyon ordonne des cathétérismes avec lavage, matin et soir. Les lavages sont faits d'abord avec de l'eau tiède ; les jours suivants on emploie de l'eau de goudron, et l'on a soin d'en laisser une petite quantité en retirant la sonde, afin d'éviter l'état de vacuité complète, à une vessie habituée à un certain degré de distension.

Sous l'influence de ce traitement (je laisse de côté les prescriptions relatives à l'état général), le malade semble d'abord être soulagé ; il supporte relativement bien les cathétérismes quotidiens, faits d'ailleurs avec une sonde en gomme de petit calibre, numéro 15 de la filière Charrière. La température, du 9 au 22 novembre, oscille néanmoins au-dessus et au-dessous de 38. Mais le 23 novembre apparait un accès de fièvre bien déterminé, et la température monte à 40. Le 24 au soir elle marque 41. La langue est sèche et fuligineuse : le malade a ressenti des frissons violents, suivis de tout le cortége symptomatique habituel. M. Guyon, persuadé que ces accidents sont provoqués par la répétition, même limitée, du cathétérisme, fixe une sonde à demeure. Le 25, la température redescend à 40. Le 26, elle tombe à 39, et du 27 novembre au 1er décembre, se maintient vers 38, qu'elle dépasse à peine le soir d'un ou deux dixièmes. En même temps, tous les autres symptômes inquiétants s'amendent, et le malade, quoique non hors de danger, éprouve une amélioration bien marquée.

On change la sonde le 3 décembre seulement, à la suite d'accès de fièvre survenus les jours précédents, et qui avaient fait monter la température à 39, 40 et 41 degrés, qu'elle avait atteints le 2 au soir. On constate alors que l'ancienne sonde fonctionnait mal, parce que des mucosités déposées par l'urine toujours très-chargée, légèrement teintée de sang et très-fortement alcaline, obstruaient son calibre. Le seul fait encore digne d'être noté durant cette période est l'apparition d'un léger suintement sanguin le long de la sonde, probablement produit par l'irritation superficielle de la muqueuse uréthrale. Ce léger écoulement de sang a l'inconvénient de salir les parois de la sonde et d'y produire des rugosités qui écorchent le méat urinaire ; mais on se hâte d'y remédier en ayant soin de laver fréquemment cette partie et de prévenir ainsi l'agglutination du sang après la sonde.

Avec ces précautions, et l'évacuation de l'urine ayant été bien rétablie, les accès de fièvre disparurent, et la température retomba à 38. Le 7 décembre, on change de nouveau la sonde : le 8, au matin, le thermomètre marque 39 ; le soir même il atteint 40, et dépasse ce chiffre le matin, 9 décembre. Le malade est très-affaissé, il ne se plaint pas, mais semble engourdi par une somnolence continuelle. Sa langue est très-sèche et son urine extrêmement fétide.

On reconnut bien vite la cause de cette aggravation subite des symptômes. Par une exagération du précepte classique qui recommande de ne pas enfoncer trop avant la sonde dans la vessie, l'élève chargé de fixer l'algali, l'avait peu à peu retirée jusqu'à ce que l'urine cessât de couler, et l'avait ensuite repoussée quelque peu, mais insuffisamment sans doute, avant de la fixer. L'urine coulait encore, mais en quelque sorte par regorgement, et en réalité la vessie ne se vidait pas. Il fut facile de remédier à cet accident, en enfonçant la sonde plus avant dans la vessie; il s'écoula alors une certaine quantité d'urine très-épaisse et fortement alcaline. Une heure à peine après, la langue du malade avait déjà recouvré une certaine humidité, et il était sorti de cet état de torpeur où nous l'avions vu plongé.

En même temps, la température s'abaissait rapidement et dès le lendemain, elle était redescendue à 38, ce qui prouve avec quelle rapidité peuvent s'amender, sous l'influence d'une intervention convenable, les accidents, même les plus menaçants, déterminés par la rétention d'urine.

Depuis quinze jours, ce malade est soumis à ce traitement, et son état général se maintient, s'améliore même autant que peut le permettre la perturbation profonde et ancienne de son organisme.

De jour en jour les avantages et même la nécessité de la sonde en permanence, deviennent, chez lui, plus évidents.

Dans une des nuits dernières, la sonde étant sortie accidentellement de la vessie, il a suffi que l'écoulement de l'urine fût supprimé pendant quelques heures, pour qu'un frisson violent, avec élévation subite de la température, et une certaine tendance au délire, fût venue avertir de l'imminence des accidents les plus graves : il a suffi également que la sonde fût convenablement replacée pour que tout rentrât dans l'ordre habituel. En outre, les rares séances de cathétérisme que nécessite le renouvellement de la sonde, semblent devenir de plus en plus laborieuses : on ne peut pas dire encore que l'introduc tion de la sonde soit difficile, mais on peut déjà prévoir à ce sujet des embarras pour l'avenir. Qu'eût-ce été si on avait persisté dans la pratique du cathétérisme quotidien ?

Nous dirons en terminant, pour ce troisième malade ce que nous aurions pu dire pour le premier : il serait imprudent d'affirmer que de nouveaux accidents ne vont pas apparaître dans un délai plus ou moins rapproché. Mais il n'en est pas moins vrai qu'ils auront bénéficié de l emploi des sondes à demeure; et la durée de leur usage aura été assez longue pour rassurer sur leurs dangers.

Nous pourrions relever dans les statistiques du service des voies urinaires à l'hôpital Necker bon nombre d'observations analogues à celles qu'on vient de lire. Mais ces dernières nous paraissent surtout démonstratives, à cause de l'alternance des phénomènes qui ont précédé l'emploi des sondes à demeure ou qui leur ont succédé. Ces résultats ont été d'autant plus remarquables, qu'ils ont été chaque fois immédiats; qu'à plusieurs reprises ils n'ont été interrompus que par des accidents mécaniques survenus dans l'état des sondes, pour se manifester de nouveau dès que ces obstacles ont été levés.

Si maintenant nous voulons tirer de ces observations les données pratiques qu'elles nous semblent contenir, nous voyons que tous les faits qui sont relatifs à l'emploi des sondes a demeure peuvent se résumer dans l'étude de deux questions que nous allons exposer, celle de leur indication, et celle de leur mode d'application.

Leur indication peut se présenter dans deux conditions bien différentes. Tantôt le doute n'est pas possible; non-seulement l'usage des sondes à demeure est indiqué, mais il s'impose, il est indispensable. Il en était ainsi chez nos deux premiers malades. Tous les chirurgiens sont d'accord dans des cas de ce genre : le cathétérisme était entouré des plus grandes difficultés, sa répétition journalière n'était évidemment pas praticable ; il ne restait donc que deux ressources, celle de la ponction hypogastrique renouvelée tous les jours, ou celle de la sonde en permanence : l'hésitation n'était pas permise.

Tantôt au contraire, cette indication est loin d'être aussi précise. Chez notre troisième malade par exemple, combien de praticiens auraient suivi la conduite de M. Guyon ? Le cathétérisme était facile et innocent en apparence ; les accès de fièvre ne paraissaient pas suivre l'introduction de l'algali. L'état général du malade empirait il est vrai ; mais tout donnait à croire, et certes cette explication avait sa large part de vérité, que des évacuations plus fréquentes conviendraient pour remédier à cette aggravation. La suite des faits a démontré cependant que le cathétérisme répété n'aurait sans doute pas été longtemps supporté (1).

Il est en effet deux points importants dont il faut tenir le plus grand compte dans le choix de l'intervention. Les malades et les urèthres ne sont pas tous comparables entre eux, sans qu'on puisse d'ailleurs formuler à ce sujet aucune règle précise. Tel individu supporte admirablement le cathétérisme quotidien, même souvent renouvelé, et vit des années entières malgré l'introduction journalière et même répétée plusieurs fois par jour, de sondes dans la vessie. La tolérance s'établit rapidement ; l'urèthre s'habitue à ce va-et-vient continuel d'un corps étranger ; bien plus, loin de s'en fatiguer, il s'y prête avec une certaine complaisance, de sorte que le cathétérisme est facilité par le fait même de sa répétition. Qu'on essaye, chez ce même malade, l'usage de la sonde à demeure, et l'expé-

(1) Des renseignements ultérieurs nous ont appris que ce malade était actuellement dans le meilleur état de santé qu'on pût espérer. Tout traitement a été même supprimé ; il se lève et n'est plus astreint à la sonde à demeure, les fonctions urinaires s'étant parfaitement rétablies.

rience démontrera bien vite qu'il y faut renoncer; des souffrances intolérables, de l'uréthrite, de la cystite, des accidents plus graves encore viendront cette fois témoigner que l'inertie du canal n'était qu'apparente, et réveiller sa susceptibilité endormie.

Tel autre malade au contraire, dans les mêmes conditions extérieures, facile à sonder, sans vice uréthral manifeste, ne pourra supporter le cathétérisme quotidien; bientôt surviendront les accès de fièvre, avec les cystites et les néphrites, alors même que l'introduction de l'algali a toujours été commode et même indolente. Ou bien l'urèthre se révoltera contre ces manœuvres incessantes, et un jour, sans que rien dans les séances précédentes ait pu faire supposer un tel résultat, le cathétérisme sera devenu complétement impossible. Que ce même malade soit soumis à l'usage des sondes à demeure, et il supportera leur présence avec une facilité merveilleuse.

Il faut avouer toutefois que dans la plupart des cas il est imposible de prévoir quelle sera à cet égard la susceptibilité spéciale de l'individu. Souvent, ce n'est qu'après des tâtonnements, et des tentatives faites avec réserve et sans parti pris, qu'on arrive à trouver le mode de traitement le plus avantageux. On cite des exemples fréquents où l'usage des sondes à demeure, d'abord intolérable, est ensuite devenu possible; il en fut ainsi chez notre premier malade qui, lors d'une première tentative, ne put garder sa sonde plus d'un jour, et qui maintenant la supporte depuis plusieurs mois. Nous pouvons signaler comme contraste l'exemple d'un autre malade, encore en traitement dans nos salles, dont l'urèthre exceptionnellement dur dans toute la portion pénienne, et même pénible à traverser, n'a jamais pu supporter le séjour d'une sonde, tandis qu'il s'accommode fort bien du cathétérisme, même renouvelé trois fois par jour.

La seule donnée qui nous ait paru ressortir des observations que nous avons relevées, est la suivante : les canaux très-durs semblent mieux supporter l'introduction journalière des sondes, pourvu qu'elle soit pratiquée avec certains ménagements. Au contraire ces canaux à parois flasques et molles, qui sont le privilége de la plupart des vieillards, paraissent quelquefois mieux appropriés à l'usage des sonde à demeure, et finissent souvent par devenir rebelles aux cathétérismes fréquents. Les sondes, même les plus molles, entrent d'abord facilement et parcourent le canal sans encombre ; mais à la longue, il semble que les parois se laissent déprimer, que les culs-de-sac naturels se laissent distendre, et tôt ou tard l'opérateur peut se trouver arrêté par les obstacles les plus sérieux. Nous croyons que c'est à une cause de ce genre qu'il faut attribuer les difficultés du cathétérisme chez le malade de notre première observation : tout donne à croire que chez le troisième malade il en eût été de même.

En résumé, pour ce qui concerne la question des indications, nous croyons que si dans certains cas elles s'imposent, dans d'autres cas elles sont subordonnées à diverses circonstances dont l'expérience seule peut déterminer la valeur. Il en résulte du moins ce fait, que la conduite du chirurgien ne peut être tracée d'avance, et qu'il ne doit pas être absolu dans le choix de son intervention. Il ne faut ni toujours proscrire les sondes à demeure, ni reculer obstinément devant les cathétérismes répétés. Ces deux méthodes ont leurs inconvénients et leurs avantages ; il faut donc se rendre compte de leur opportunité, les essayer tour à tour au besoin, sans parti pris, avec l'esprit d'éclectisme qui résulte de toute expérience.

S'il est difficile de déterminer à l'avance les indications et les contre-indications de l'emploi des sondes à demeure, il est au contraire facile d'établir des principes relatifs à leur application. Il existe à ce point de vue certaines règles qui sont, je ne dirai pas oubliées, mais trop souvent négligées. Et nous sommes convaincus qu'il faut mettre sur le compte de cette négligence bon nombre d'accidents survenus à la suite de ce traitement.

Les anciens insistaient avec raison sur la structure des sondes à demeure: on a, de nos jours, beaucoup perfectionné ces instruments, mais il n'en est pas moins vrai que trop souvent leur mauvaise qualité est la source d'accidents quelquefois très-graves. Tandis que certaines sondes en gomme s'altèrent avec la plus grande rapidité, d'autres, au contraire, résistent très-longtemps et ne présentent que bien à la longue, ces éraillures, ces écailles, qui déchirent et ulcèrent le canal. Les adversaires des sondes à demeure ont beaucoup parlé de ces cas où l'on trouvait des ulcérations étendues de la muqueuse, surtout au niveau des points où porte la pression principale, c'est-à-dire au niveau du ligament suspenseur pour la paroi supérieure, et vers le col de la vessie pour la paroi inférieure. Sans aucun doute, des accidents de ce genre doivent être singulièrement favorisés par des sondes de mauvaise qualité. Il faut d'ailleurs tenir compte de l'état de l'urine à ce point de vue. Chez les polyuriques, elle est très-aqueuse, et altère peu le tissu des sondes; tel était le cas chez le sujet de notre première observation, où la même sonde pouvait rester vingt jours dans le canal sans inconvénients. Chez les malades dont les urines sont plus rares, celles-ci sont beaucoup plus chargées, souvent très-alcalines, et les sondes résistent beaucoup moins : elles s'altèrent alors surtout dans la portion extérieure à l'urèthre, laquelle plonge plus ou moins constamment dans l'urinoir, et se trouve constamment baignée dans une atmosphère alcaline et corrosive. Il est alors indispensable de veiller avec le plus grand soin à l'entretien des sondes, et surtout de les renouveler plus fréquemment.

Mais une des causes qui contribuent le plus à déterminer les lésions de l'urèthre, et tout au moins à rendre insupportable le séjour de la sonde, est son volume exagéré.

Dans la plupart des écrits qui concernent l'emploi des sondes en permanence, on trouve souvent indiqué le précepte de les choisir souples et de calibre modéré. Mais il est facile de reconnaître qu'on est loin de s'entendre sur ce qu'on appelle une sonde de moyen calibre. Beaucoup d'auteurs, Civiale lui-même, sont préoccupés de la crainte que l'urine ne vienne à s'infiltrer entre les parois de l'urèthre. Aussi, choisissent-ils l'instrument de calibre tel qu'il remplisse exactement le canal, de sorte qu'ils prennent, pour la laisser à demeure, une sonde plus grosse que celles qu'ils emploieraient pour un simple cathétérisme évacuateur. La sonde en permanence devient alors un véritable instrument de dilatation, et nous comprenons très-bien que, dans de telles conditions, les parois du canal uréthral, maintenues écartées et béantes, soient amincies, ulcérées à la longue, par cette pression toujours exagérée, parce qu'elle est continue. Aussi, croyons-nous, avec M. Guyon, que ce corps étranger qu'on appelle une sonde à demeure, ne peut être toléré sans danger, que s'il n'exerce pas sur les parois de l'urèthre la moindre pression. De là, cette nécessité de prendre pour cet usage une sonde non-seulement très-souple, mais de calibre relativement très-faible.

Il faut qu'elle ne maintienne qu'à son minimum d'écartement ce canal en quelque sorte virtuel, puisque, à l'état de repos du moins, ses parois sont toujours exactement affrontées. Quant à l'infiltration possible de l'urine entre la sonde et ces parois, c'est là une crainte mal fondée. De toutes les observations que nous avons relevées à l'hôpital Necker, nous avons retiré les deux enseignements suivants:

1° Que, chez ces malades à vessie plus ou moins atone, cette infiltration de l'urine ne se produit pas quand le calibre intérieur de l'instrument livre à l'urine un libre passage, et que cette condition manquant, la grosseur de la sonde n'empêche pas l'infiltration ; 2° Qu'en admettant même qu'elle se produise, elle ne saurait amener les accidents dont on est tant préoccupé. (1) Toutes les fois qu'il a pratiqué l'uréthrotomie interne, M. Guyon place à demeure, pendant la journée qui suit, une sonde du numéro 14 ou 15 de la filière Charrière, c'est-à-dire plus faible de deux numéros environ que les sondes employées dans le même but par la plupart des autres chirurgiens. Jamais, avec ce procédé, il n'a vu survenir le moindre accident, quoiqu'il y ait là une plaie toute récente, et bien favorable à cette imbibition si redoutée.

C'est pour une raison analogue que l'emploi des sondes en permanence, comme moyen de dilatation, est si peu en faveur à l'hôpital Necker.

En résumé, tandis qu'on choisit d'ordinaire, pour les laisser à demeure, des sondes au moins aussi volumineuses, sinon plus, que celles qu'on choisirait pour le cathétérisme répété, nous pensons qu'il faut suivre une règle toute contraire, choisir des instruments d'un calibre relativement minime, en se préoccupant seulement qu'il assure à la vessie une évacuation suffisante.

Telles sont les données qui nous ont semblé ressortir des faits observés pendant toute une année à l'hôpital Necker. Sans doute, les règles que nous venons d'exposer ne sont pas nouvelles, et ont été

(1) Des accidents ne seraient guère à craindre que si l'urine était notablement altérée. Or, dans ces cas, il y a indication de combattre cette altération par des injections qui modifient l'urine et assurent son libre cours, et non d'entreprendre contre l'infiltration une lutte inutile.

Il faut bien comprendre dans quel sens nous nous servons ici du terme *infiltration* : il s'agit non pas du passage de l'urine dans les tissus, mais seulement de son écoulement entre la sonde et la paroi uréthrale.

depuis longtemps indiquées. Si nous avons tenu à les rappeler, c'est qu'elles nous ont paru ne pas être signalées d'une façon assez précise par les auteurs classiques, et que c'est à leur application défectueuse qu'il convient, en toute justice, de rapporter le discrédit dans lequel certains chirurgiens voudraient faire tomber les sondes à demeure.

Nos deux premières observations offraient, en dehors des faits relatifs à notre sujet, quelques points très-intéressants, sur lesquels il convient maintenant de revenir. Deux de nos malades présentèrent des difficultés sérieuses de cathétérisme, que M. Guyon surmonta heureusement, à l'aide d'une certaine manœuvre, alors que toutes les autres tentatives avaient échoué dans ses mains. Nous croyons qu'il ne sera pas hors de propos de joindre l'exposé de ce procédé aux indications que nous avons données sur l'emploi des sondes en permanence.

Lorsque le cathétérisme est rendu difficile, comme dans les cas dont nous avons donné l'observation, par des obstacles autres que le rétrécissement de l'urèthre, ces difficultés se rencontrent invariablement ou bien sous la symphyse, ou bien dans l'urèthre prostatique, ou dans ces deux régions à la fois

Pour arriver à pénétrer dans la vessie, il faut alors prendre pour principe invariable la règle qui veut que le bec de la sonde n'abandonne pas un instant la paroi supérieure de l'urèthre. En effet, qu'il s'agisse de passer sous le pubis ou dans la région prostatique, les obstacles ne se rencontrent ni sur la paroi supérieure ni sur les parois latérales : la paroi supérieure, dans presque tous les cas, reste normale. Mais, il ne suffit pas de poser un précepte, il faut avoir les moyens d'y obéir. Suivre la paroi supérieure de l'urèthre n'est possible, quelles que soient l'habileté et l'expérience du chirurgien, que si des instruments de forme appropriée le lui permettent.

Nous n'avons pas l'intention de passer en revue les différents poocédés proposés ou employés pour pratiquer le cathétérisme dans ces cas difficiles : nous voulons seulement insister sur l'emploi des moyens que nous avons vu mettre en œuvre par M. Guyon, et qu'il nous paraît utile de bien faire connaître.

Afin de bien préciser les termes de notre exposé, nous rappellerons seulement que les instruments à l'aide desquels on peut le mieux ne pas abandonner la paroi supérieure de l'urèthre sont les instruments à grande courbure ou à courbure quelque peu exagérée à leur extrémité, comme les sondes béquilles, et les instruments bicoudés. Les sondes à grande courbure, telles que celles qu'a préconisées Géli, rendent de réels services, et permettent souvent de passer, en quelque sorte, par-dessus la prostate hypertrophiée. Mais il n'est pas toujours facile de les engager sous le pubis.

Les sondes bicoudées, au contraire, distendent beaucoup moins la portion spongieuse de l'urèthre, et permettent aisément de s'engager dans la région membraneuse. C'est à ces derniers instruments qu'il faut donner la préférence toutes les fois que la pénétration sous le pubis offre des difficultés : elles semblent appropriées à la fois et aux obstacles sous-pubiens, et aux obstacles prostatiques. Grâce à la bicoudure, on franchit le cul-de-sac du bulbe élargi, sans risquer de venir butter contre la paroi inférieure de l'urèthre, et de s'y encapuchonner comme sous un repli valvulaire. Avec la bicoudure, on est également dans de bonnes conditions pour passer par-dessus la prostate, en continuant à suivre avec le bec de la sonde la paroi supérieure. La sonde bicoudée offre donc des avantages sur la sonde à grande courbure. Néanmoins, nous ne saurions engager à renoncer à celle-ci qui, *dans la région prostatique*, a pu maintes fois franchir l'obstacle, alors que la sonde bicoudée était impuissante.

La sonde bicoudée peut toutefois joindre à ses propres avantages ceux de la sonde à grande courbure, à l'aide des moyens dont il nous reste à parler. Nous avons eu l'occasion, dans le cours de ce travail, de signaler l'un d'eux, qui est classique, et qui consiste dans l'introduction du doigt dans l'anus. Ce moyen est trop connu pour que nous y insistions longuement ; il est cependant certaines indications à remplir, sur lesquelles il nous paraît utile de dire quelques mots. S'il y a fausse route sur la paroi inférieure, comme c'était le cas dans notre observation numéro II, le chirurgien, lorsqu'il a senti la sonde engagée dans cette fausse route, introduit le doigt dans l'anus, sans la dégager au préalable. Il place son doigt de manière à pouvoir l'appuyer franchement sur le pubis. Retirant alors la sonde, il en ramène le bec jusqu'au niveau du pubis ; puis, appliquant le doigt, à travers la paroi rectale, sur la coudure de ce bec, il maintient, pour ainsi dire, de force cette extrémité contre la paroi supérieure de l'urèthre; et tandis qu'il pousse la sonde vers la vessie, avec la main restée libre, il l'accompagne, il la conduit dans sa marche, sans l'abandonner un seul instant, avec le doigt introduit dans le rectum, en la portant, en quelque sorte, jusque dans la vessie, au-dessus de la fausse route et de l'obstacle prostatique, si celui-ci existe.

Le procédé dont il nous reste à parler peut être considéré comme un moyen nouveau. Grâce à lui, le chirurgien peut construire extemporanément une sonde bicoudée, qui offrira sur celles des fabricants l'avantage précieux de pouvoir varier à volonté la longueur et la direction de ses courbures. Il suffit, pour arriver à ce résultat, de se munir d'une sonde béquille ordinaire, et d'un mandrin de même forme, c'est-à-dire coudé à angle obtus à deux ou trois centimètres de son extrémité. Si l'on introduit ce mandrin dans la sonde béquille, et qu'on l'arrête à une certaine distance de l'extrémité coudée de cette sonde, on a immédiatement à sa disposition une sonde bicoudée, dont la plus grande partie est rendue rigide par la présence du mandrin, et dont la partie bicoudée reste souple, et est susceptible de varier dans sa forme et dans sa longueur. En effet, selon qu'on enfonce plus ou moins le mandrin, on augmente ou on diminue la longueur de la portion rigide, on augmente ou on diminue le degré de courbure, on rapproche ou l'on éloigne les deux coudures. Dans les cas les plus ordinaires c'est-à six ou huit centimètres environ de l'extrémité de la sonde qu'on arrête le mandrin. Il est facile de se rendre compte des avantages d'une pareille sonde. Non-seulement elle permet au praticien de se passer d'une variété considérable d'instruments utiles mais d'un prix élevé et d'une fabrication difficile; non-seulement il peut à l'aide de ce petit artifice se trouver immédiatement armé en face d'indications plus ou moins pressantes; non-seulement une sonde ainsi construite est d'autant plus facile à manier que le mandrin lui donne un utile degré de rigidité, mais cette manœuvre que nous avons décrite, et par laquelle il est possible de modifier à volonté la forme et la direction de l'instrument, peut s'accomplir dans l'urèthre même sans qu'il soit nécessaire de retirer et de réintroduire la sonde, en même temps que celle-ci pénètre; et sa progression, à travers les obstacles, se trouve dès lors d'autant mieux assurée, que son changement de direction et de courbure s'opère par une évolution lente, graduelle, et dont le chirurgien peut régler à son gré tous les intermédiaires.

PARIS. — IMP. VICTOR GOUPY, 5, RUE GARANCIÈRE.

www.ingramcontent.com/pod-product-compliance
Lightning Source LLC
LaVergne TN
LVHW052021160826
845678LV00003B/1147